神光瑜伽

Zen Light Yoga

敬海林——著

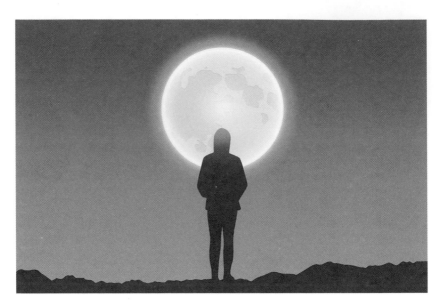

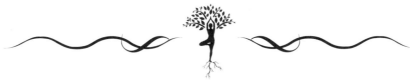

神光，指天地宇宙的能量光，也指人類自身的小宇宙能量光，也指身體內的生物電能光。

神光也可指不同宗教信仰的神的能量光、佛菩薩的佛光，也可指個人家族之源的能量光，也可指個人高我、超我的能量光。

瑜伽，按勝王瑜伽釋義，是一種追求天人合一，達致梵我一如的圓滿之境的修練，惟修練者應釐清誰在修練，要以真如本性來修練，臣服於至上，才能達致三摩地的純我定境。

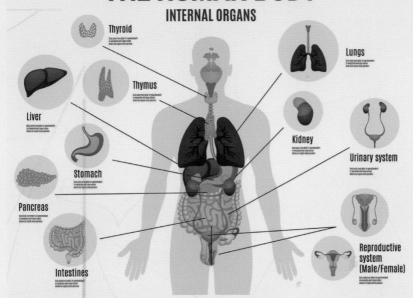

人類身體是個精密系統，是個小宇宙，本來就有自我修復、自我完善功能。

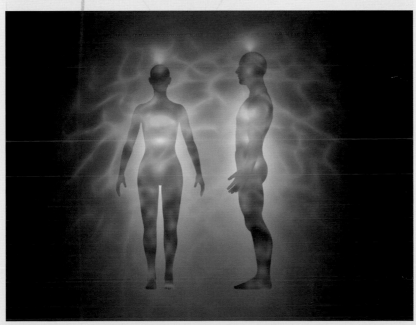

人身系統除了血液、淋巴等西方醫學上的系統外，還有其他理論的系統，包括奇經八脈、七脈輪、生物電能、意念能量等。

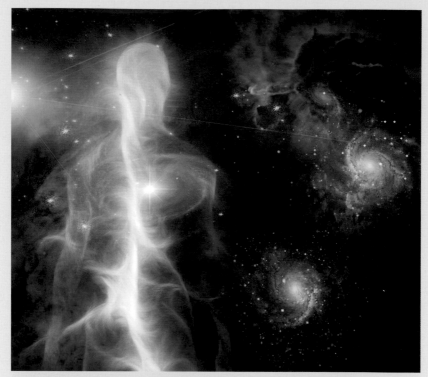

神光瑜伽認爲，人類能量跟宇宙能量的連結，可以互相影響。

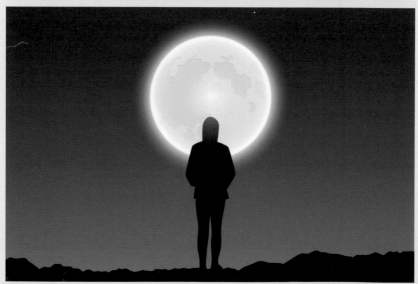

修練神光瑜伽時，想像把宇宙能量引到跟前匯聚成一個大光球，或是
一個充滿愛的溫暖大太陽、大月亮。

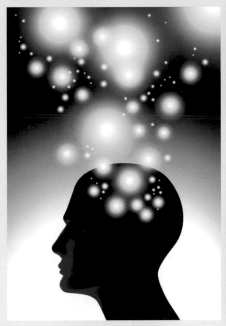
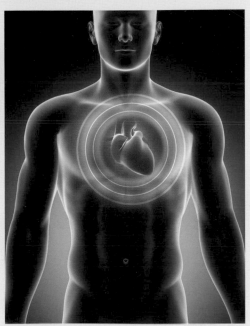

上左：把宇宙能量及個人自身能量集引至目標器官、穴位進行修練，
可以清理該處的負能量，激活細胞，加速新陳代謝。
上右：接收宇宙大愛能量，撫慰創傷的心靈，讓人沐浴在愛的恩典裡。

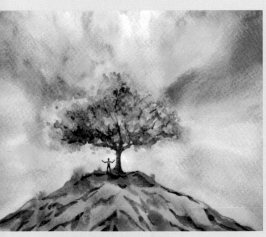
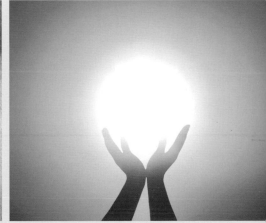

神光瑜伽讓人與天地宇宙重新連結。人能夠接收愛，也能夠發放愛，
愛自己，愛己及人，世界將更美好。

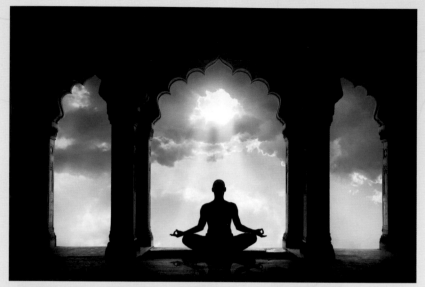

瑜伽是一種追求天人合一，達至梵我一如的圓滿之境的修練。

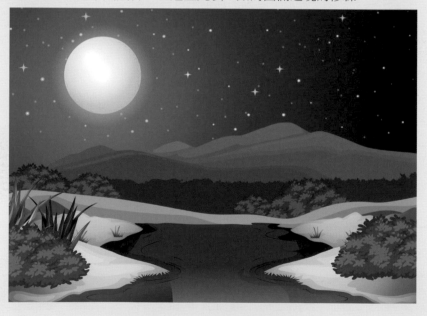

目錄

《神光瑜伽》基本功

《神光瑜伽》本功

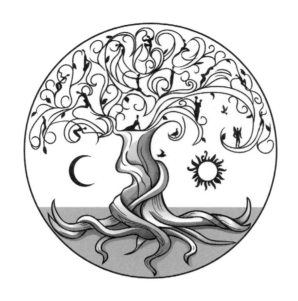

感言

　　今日人類社會發展兩極，已到十字路口，一極是醫學的發展已可控制過往無法根治的惡疾，延長人類的生命，哈佛教授David Sinclair 甚至預言，幾十年後出生的人類有可能活上數百歲，卽使今時今日的人類，不少都可以活至 120 歲。

　　另一極是科技的發展讓生產力以幾何級數增加，大自然環境被前所未有的速度破壞，我們賴以生存的資源，水源、土壤、空氣無一倖免遭受破壞污染，我們日常生活的食物鏈、食用水、衣物、家具、食具、無不充斥各種化學物、防腐劑。今日人類

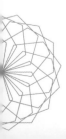

身體攝取的各種化學物、重金屬、塑化劑、不明毒素，是半世紀前的數倍以至數十倍以上。不明病毒接踵出現，這樣的環境，即使人類整體生命延長，生命質素卻不會好到哪裡去。

與此同時，今日的世界以推動消費欲望作為經濟發展的病態模式，讓大多數人活在多層次的壓力下，心靈上得不到安頓，掌握不到人生的意義，對未來一片惘然。人類已經走到一個十字路口，什麼價值觀、什麼生活方式才是人類需要的？才能永續的？我們真的要為自己的子子孫孫好好思考！

神光瑜伽是在這樣一個背景之下，從個人內在出發，從內到外調理好個人身心健康，避免環境毒害，重新掌握自我，提升靈性修養，達致身心靈合一，進而天地人合一的和諧境界。

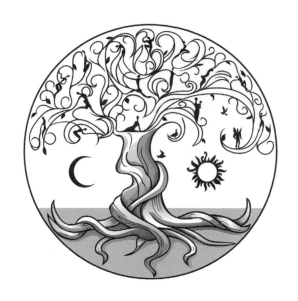

前言

　　古代印度有一派苦行者，輕視肉身，認爲飲食是靈修的障礙，他們認爲通過特別的修練，可以讓身體器官轉化，最終跟花草樹木看齊，僅以宇宙能量、陽光雨露，就可以維持生命機能，擺脫塵世的飲食枷鎖，同時淨化業力，百病不生，讓全部生命進入靈性境界達致永恆。即使到了今時今日，在某些隱世地方，相信仍有少數這類異能奇士。筆者謫取了這些古代苦行者某個階段的修練精萃，同時參考了過去近 50 年接觸過的各種修練功法，以及在印度、西藏、緬甸、南美洲等地的體驗，化

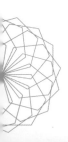

繁爲簡，融匯一套容易掌握，卽練卽見效的功法：《神光瑜伽》。這是集古印度瑜伽、冥想、動靜氣功、靈修、催眠治療於一身的簡易修練功法，旨在激活人體本有的自我修復功能，提升免疫力，同時連結天地宇宙及個人自身能量，讓細胞得到修護重生，加速新陳代謝，經絡自通，進而排走毒素、清理負能量、增強自信、提升個人靈性境界。同時對包括新冠狀病毒在內的各種呼吸系統疾病、流行性傳染病、慢性病、腸胃病、糖尿病、瘤腫、中風等，都有良好的輔助防治療效。

　　《神光瑜伽》的修練不受時空限制，可長可短，可深可淺，可動可靜，可群可獨，人人可練。平均每日修練 15 ～ 30 分鐘，卽練卽見效，普遍覺得練後健康改進更有神彩，皮膚變好，不易生病，心情更開朗。除前述疾病外，對於男女功能失調、情緒失衡、失眠等，練後也會有明顯改善。希望本書對期望提升身心靈，樂活當下的你，有一點參考價值。感恩！

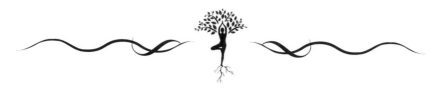

今時今日世上仍有不少食光／食氣者（Breatharian），其中有位比較著名的印度人是 Hira Ratan Manek，是 Kerala University 的化學及機械工程師。他於 1995 年 6 月在一群科學家監視之下，只靠凝視太陽及飲水斷食了 211 天，又在 2000 年應美國航天局邀請，前去協助他們關於解決長時間在太空航行中維生的研究，他在 21 個科學家監視之下，連續斷食了 411 天。他把自己的修練方法寫成一本書，叫《Living On Sunlight》，因為 Hira Ratan Manek 的影響，至今仍有不少追隨者，也出現了不少關於這方面的研究書籍，比如《Light Therapies》、《Light: Medicine Of The Future》、《Sunlight And Sungazing》……。

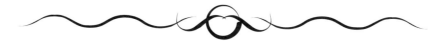

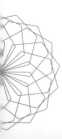

功法緣起

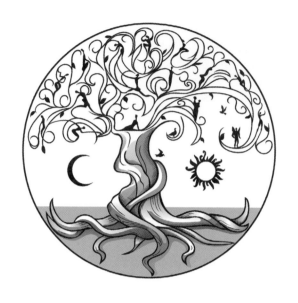

病態生活的反思

約 50 年前的第一份工作，是當電視台的助理編導，這個名字說起來好聽，但其實跟編導工作沒有丁點關係，完全是事務性的，簡單來說就是一人身兼製片、劇務、雜務的工作。當年的編制沒有今天的完善，只有上班時間沒有下班時間，而且還要一個人服侍三個導演，一天工作 15 ～ 16 個小時是平常事，而且食無定時，不消一年下來百病叢生，患上嚴重失眠及多種消化系統毛病。此時，我的一位老師推薦了《因是子靜坐法》，這是我接觸的第一個功法，之後也接觸了《站樁功》，通常早上

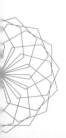

站椿，睡前靜坐、修練了一段時間，加上電視台的編制逐步合理化，增加了人手，工作壓力減少，健康情況也逐漸得到改善。

　　影視工作 10 多年之後，轉而從事國際貿易，因為行業競爭激烈，相對影視的工作，壓力更大，白天要處理工廠事務，晚上要聯繫外國客戶，簡直晨昏顛倒。兩三年之後舊病復發，而且變本加厲，多次進出醫院，以前修煉過的靜坐、站椿，好像也起不了多少作用，也可能是自己練得不夠好。

　　機緣巧合，有朋友推介了廣州氣功師梁士豐所創的《五禽戲自發動功》。修練之後效果比較明顯，這是一套很不錯的治病強身自發功，但這功法有需要跟隨師父修練，無師自通容易出偏差，有機會走火入魔。

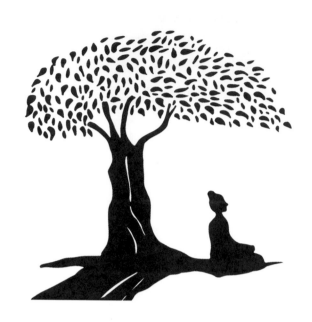

清城山奇遇

　　自從健康響起警號之後，我重新把工作調節安排，讓自己有點個人時間可以鬆弛一下。有次到清城山野遊時巧遇一位奇士，只見他盤坐一棵大樹前，期間不時俯身向著樹根吸氣，有時按著左邊鼻孔，有時按著右邊鼻孔，看來是一邊鼻孔吸氣，另一邊鼻孔呼氣。待他完事之後我請教他練的是什麼功法，他笑著回說不是練功是在吃早餐，原來他是在林間不同的植物身上吸取能量代替部分膳食，他會按自己的身體需要，不同的時候在不同的植物身上吸取能量，調節心肝脾肺腎。有時會是泥土、河流，甚至太陽、月亮，當時聽來很出神入化，他告訴我

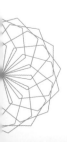

每天只吃些野果菜及少量米飯，有時甚至完全不吃。後來在我央求之下，他教了我少許的功法，就是走進林中選取一些自己感覺喜歡、健碩，而且較長時間向著太陽的植物，用帶著感恩的心祈求對方允許的情況之下，向對方吸取能量，可以是任何植物，可以是樹幹部分，也可以是花的部分，也可以是樹葉的部分，隨自己當時的直覺而定，吸取能量時是輪流使用一邊鼻孔慢吸慢呼，大約 2～3 分鐘，然後合十感謝那棵植物。

之後我最少每星期一次，按照他的方法在野外吸取能量，人的確是變得比較神清氣爽。我自己的實踐是，身體正常的情況下，走到野外林中，可能的話盡量脫鞋赤腳，找一處感覺舒服的環境，合適的氣場作感恩的連結，然後做靜坐冥想，或者做瑜伽打太極，效果已經很好。如果身體有不適，感冒或頭痛之類，那麼按照奇士的方式，找一棵向著陽光的健碩好看的大樹，在祈求允許之後，帶著感恩的心把身體不適處貼著大樹，然後想像大樹的能量把身體的不適帶走，一般的頭痛肚痛，只消約 10 分鐘內，不舒服便會消失或明顯減輕。

這部分的精萃也融合到《神光瑜伽》中，感恩！

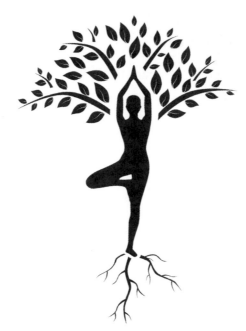

靈修之旅

在貿易工作的後期階段，管理比較上軌道，工作壓力減少，也多點時間鍛練身體，健康也就得到明顯改善。可是，因為早前經營工廠花的時間實在太多，以致疏忽家庭引起的危機開始爆發，而處理家庭危機比工廠事務困難得多，不久證實患上嚴重抑鬱症，甚至有自毀傾向。服藥雖然有幫助但總是反反覆覆時好時壞，當時的自己像個遇溺者，能夠抓住什麼，都願意試一下，期間修讀了催眠治療課程，對病情稍有緩和，但重要的是讓我開始意識到，是自己內在出了問題，只有重建自己的內在才能夠真正走出困境。這樣，就開始了我的靈修之旅。

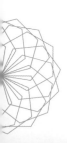

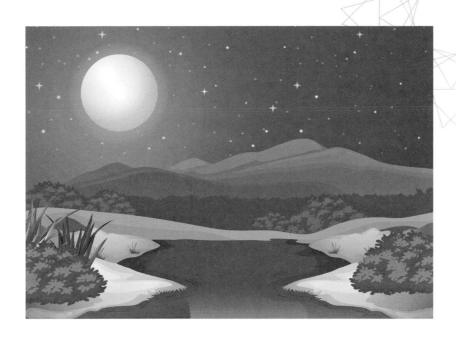

亞馬遜死藤水靈修

　　第一個去的地方是秘魯的伊基托斯（Iquitos），一個靠近亞馬遜流域、森林的邊境城市，網上看到這個地方有不少死藤水（Ayahuasca）療癒中心，他們透過草藥、巫術、靜修等替人療傷驅除負能量，網上評論不錯，有情緒病的人說自己經歷美好療癒，得到重生，而且還會回去繼續治療。我參加的療程是三天兩夜，收費三百多美元，按 2013 年的物價指數也不貴。白天的安排是瑜伽、靜修及林中漫步，主要的活動在晚上，所有參

加者圍坐一堆柴火，幾位薩滿在巫樂響起之後，邊唱邊跳邊喝叫，拿著一束植物在每個參加者身上不斷拍打，目的在驅走不潔之物召回魂魄。這種巫術跟道教的招魂、驅邪、什麼收驚的儀式有點相似。我個人也不覺得有什麼特別，但對於一些西方人來說，會是一個很另類的經歷。儀式期間會讓大家喝一杯特別的草藥死藤水（Ayahuasca），15 至 30 分鐘之後藥力就會發作，多數的即時反應會嘔吐，狂哭狂笑胡言亂語，有少數人在嘔吐之後會像大醉一樣昏昏睡去，我就是其中一個。事後分享，有人說自己靈魂出竅到了另外一個空間，見到世上沒有的的顏色、景物，甚至見到了逝去的親人，過去或未來的自己。有些人說自己像真正解脫了，把所有的傷痛都釋放出來了，找回了自己。個人覺得死藤人水有如迷幻藥加麻醉劑，的確讓人有擺脫身體羈絆飄飄欲仙的迷幻感覺。但服食死藤水是有危險的，因為藥力不夠達不到那種效果，但藥力過重的話是會致命的，問題是，這種草藥份量是沒有一定標準，全看薩滿的個人經驗，我參加期間，另一個治療中心就有人因為服用過量的死藤水而身亡。

　　參與這次療程讓情緒得到一些釋放，也讓人輕鬆起來。比較大的收穫，是認識了村里的一位年長薩滿，他答應收取一點金錢，讓我住進他的一間草屋，然後引領我做一些靈修。他的引領最初看似平平無奇，他著我到林中去，凝視那些花草樹木、魚鳥昆蟲螞蟻、星星月亮太陽、甚至林中吹過的一陣風，風過

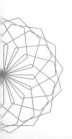

後的落葉，嘗試連結他們，跟他們對話。就這樣好幾天下來，慢慢的，好像真的有點若有若無的連結，那些鳥魚蟲蟻好像也對你的呼喚有回應，有次凝視月亮時，忽地閃現出李白的四句詩：今人不見古時月，今月曾經照古人；今人古人若流水，共看明月皆如此。視覺剎那上升到月亮的層次，看著如流水的滾滾紅塵兩端，一端是不斷往前去的古人，另一端是不斷往前來的今人、未來人……。那種觸動讓人流淚。然後視覺更飄升到銀河核心的維度，感到一片無盡空靈。老薩滿的教導，特別是跟大自然萬物連結的部分，也融匯到神光瑜伽中，感恩！

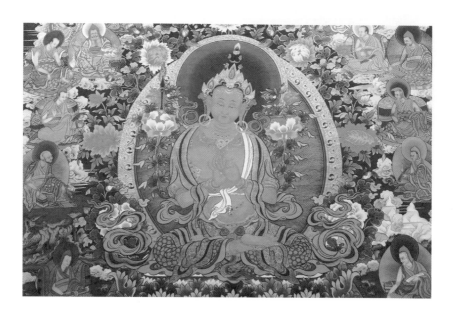

西藏寶瓶氣功

　　在西藏靈修體驗時，記得一位上師的指導比較特別，要我在靜坐時想著：父母出生之前自己在哪裡。這個修練下來，慢慢隱約有一點點聯繫到宇宙的源頭。另外，這個逆向修練也讓我感到，我們看到的世界其實只是反映著我們自己的內在，只要我們改變自己的內在世界就有可能改變外在世界。這個教導的核心是：我們善待自己、善待外在世界，外在世界就會反過來善待我們。

　　這部分的精萃也融入到神光瑜伽中，感恩！

　　同一時期，我也跟另外一位上師學習了一種通中脈的寶瓶氣功，這個功法也融匯在本書的預備功及排毒功中。感恩！

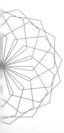

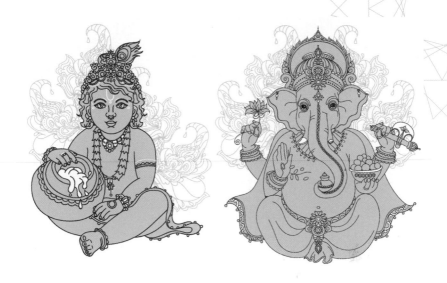

印度靈修之旅

到印度靈修是緣於一本書《擁抱印度》，是一本靈性之旅的自傳，作者 Pink Lee（李慧琪）放下了財經記者的工作，用了兩年多的時間走遍了南美、歐洲和印度，終於找到她的 Guru Amma（Mata Amritanandamayi），了悟生命的意義得到大愛。Pink 的經歷深深吸引著我。

不久之後我已經身處印度南部的 Kerala 的修道院：Amritapuri Ashram，這裡也是 Pink 曾追隨 Guru Amma 的靈修之地。那是一次神妙之旅，剛好 Pink 也同一時間在修道院停留幾

天，當她在我面前出現的時候還以為看到了天使，不單止是陽光下她的一身白色修道衣服，而是她折射出來的難以言喻的愛與關懷，她的靈修友人也一樣，給予的愛是那麼完全奉獻式的。Guru Amma 經常到世界各地為信眾祝禱，除了講道唱頌之外，還會以獨特的擁抱為信眾療傷驅除負能量。在一個陽光明媚的日子幸運地得到了 Guru Amma 擁抱，Guru Amma 看到我淚流滿面的樣子，特別囑我在祂身旁坐上一段時間。當晚，我整夜夢見自己是一個嬰兒，全身裡裡外外長滿了麻疹，聲嘶力竭地掙扎，是一個非常真實而令人戰慄的夢。

第二天醒來時，我發現無法張開眼睛看東西，原來我的眼皮連眼睫毛都密麻麻的沾滿了褐黃色的東西，這種眼睛排泄物人人都會偶然遇上，但當時是正常情況的百倍以上，而且像乾了的強力膠漿，我花了 10 多分鐘清理，眼睫毛也扯脫了多根才能張開眼睛，真的很驚嚇。接下來的整個星期總是莫名其妙的流淚，見到 Amma 的肖像時流得更厲害，一星期流下的淚比一輩子的還要多。Pink 及靈修友人說，可能是 Guru Amma 在替我排毒清理負能量，而事實上，Amritapuri Ashram 之旅後，我的情緒病確實是逐步好轉了，我深深知道，這完全是因為來自 Guru Amma、Pink 以及她的靈修友人的無條件的愛。

《神光瑜伽》中洋溢著的大愛，就是來自 Guru Amma、Pink 及所有的靈修之友，感恩！

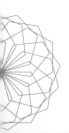

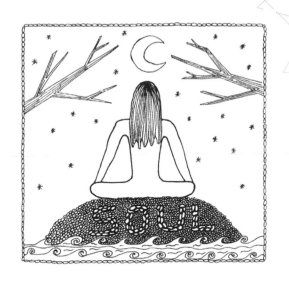

苦行者：Guru Om

　　Amritapuri Ashram 不遠處有個遼闊的海灘，面向著一望無際的阿拉伯海，黃昏時太陽從海中沉下，很是壯觀。一早一晚，不少人都會到這裡做冥想、練瑜伽，包括當地的人，以及其他修道院的人。在這裡我認識了一位 Guru Om，因爲我每次問他的名字他都面帶微笑持頌著 Ommm……。他是本地人，來自另一間修道院，總會在黃昏時，眼睛半閉對著落日做冥想修練。我連續多日坐在他的不遠處，學著他的樣子做冥想，有一天，他著我半閉目看著落日冥想的同時，專注自己的身體某個部分，

可以從自己的手腳開始，從外而內，嘗試跟自己的器官連結，跟他們對話，好像內視到他們的運作，甚至指揮他們的活動，比如讓器官收縮放鬆、擺動等，他指這樣修練，除了可以淨化身體，還可以讓器官自行吸取宇宙能量。多次透過簡單英語及身體語言的溝通，Guru Om 的教導綜合如下：我們的身體由過去的業構成，五蘊之軀就是貪嗔痴的源，帶著無明以扭曲的方式跟自己、外在世界互動，甚至彼此發放負能量。這是人生的所有紛亂、不快樂的根源。

修練的目標就是重歸真我，第一步是淨化身體，不讓過去的業操弄，不再讓無明干擾我們自己跟自己、外在、宇宙之源（神）的連結。再進一步淨化身體後，還要重構身體讓身體成為修練、供奉的聖殿。Guru Om 一派相信，人的身軀內其實駐有神靈，這個說法跟道教的有些相似。他說淨化好身體、供奉好身體其實也是在供奉神明。Guru Om 的同門修行者中，有些會以較極端的苦行方式為自己身體進行淨化、重構，有人會用繩子綁著頭髮，另一端吊掛石頭，有人則會綁著生殖器官，有人會用鉤子穿過皮膚、鼻子，有人長期舉著手、腳……。目的就是要讓身體受苦，然後像第三者般觀察苦，最後是超越身體的一切羈絆，包括飲食，讓自己身軀成為純粹修練的聖殿，跟宇宙之源連結的媒介。Guru Om 指，他的一些同門透過這樣的修練，讓身體可以自行吸取宇宙能量代替飲食，其中比較有名

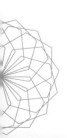

的 Breathrian 是 Hira Ratan Manek，他在 2000 年應美國航天局邀請前往美國，在嚴密醫學監視下進行了 411 天的斷食，大家可以網上看看。Guru Om 的教導，我相對能了解的是跟身體器官的連結、修練，及跟天地宇宙能量聯繫的部分，也一併融入到《神光瑜伽》中，感恩！

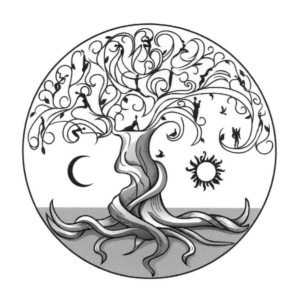

祝福成就《神光瑜伽》

　　別過印度到了緬甸，在大金塔及寺廟之間靜坐冥想，比以前更容易感受氣場，進入靈性境界。

　　回家之後我的情緒病逐漸復原了，家庭危機也得到適當的安頓。隨後一段時間，我反覆琢磨過去因緣際會遇到天使般的人物，看似偶然又像必然。只要有時間，我便會帶著恭敬感恩的心，專注修練他們給予的功課。不久發現，這些功課的背後其實都是祝福，幾年之後，這些祝福就自行融匯成《神光瑜伽》。

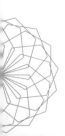

《神光瑜伽》基本功

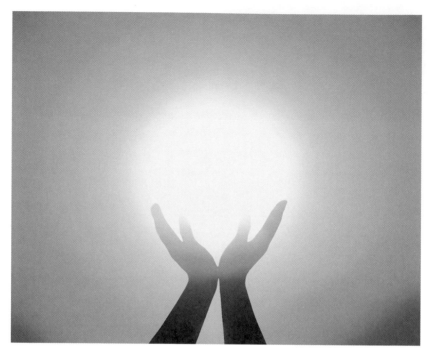

基本功法 #1〈雙手引氣〉

　　《神光瑜伽》採取不徐不疾的自然呼吸原則，同時雙手配合呼吸節奏，吸氣時雙手放鬆向外張開接引宇宙能量，呼氣時雙手迎向目標部位，兩手中指稍為直挺，想像能量從雙掌勞宮穴發放到修練器官／穴位。持續地，雙手隨著自然呼吸一開一合，連綿不斷向目標器官／穴位發放能量，同一時間，配合基本功法 #2 的〈觀照引光〉。

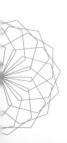

注：

　　呼吸與雙手動作的關係：原則上是以呼吸帶動雙手，比如吸氣時雙手向外張開引氣，呼氣時雙手迎向目標部位發氣，動作速度也相應配合呼吸。這個原則也可以有一些變奏，比如有人喜歡比較緩慢的動作，那麼就可以在一個手部外張或內合的動作過程中有一至兩次的換氣，但原則仍然是：吸氣時兩手向外張開，呼氣時兩手往內迎向目標器官／穴位。還有一種是呼吸跟動作各做各的方式，當我們想跳過某個器官或穴位，比如修練完上呼吸道就想跳到肺部，那麼中間一段氣管就可以用這個方法，一方面保持自然呼吸，一方面雙手就以比較快速的動作向全段氣管發氣而無須配合呼吸，幾下發氣動作之後就跳到肺部修練，然後回復到以呼吸帶動雙手動作的方式。但無論怎樣變化，都堅守不徐不疾的自然放鬆呼吸原則。在往後的修練介紹中會有更具體的描述。

基本功法 #2〈觀照引光〉

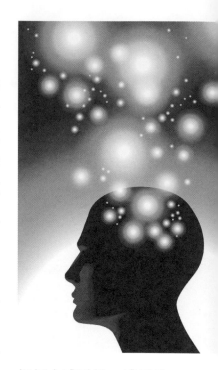

　　配合吸氣兩手向外張開接引能量的同時，用心體會／連結修練部分的器官／穴位，想像這個地方也在吸氣，能量從四方八面透過全身湧進修練器官／穴位，能量讓組織內的細胞如花蕾般舒展張揚，呼氣時能量讓組織細胞徐徐發出亮光，好像千萬個小燈泡一樣越來越光越來越光……所有不好的負能量，不舒服的感覺都讓光照亮清除，過程中，透過能量的湧入，珍愛地撫慰組織的每一顆細胞，細心聆聽身體這部分有什麼要向你訴說的，好好去感受她，感恩她為你的健康永無休止地默默工作；同時透過想像的內視鏡，細心觀照器官的形狀、顏色、肌理、氣血流動、節奏、聲音、跟其他器官的連結等，看看有沒有特別需要照顧修護的。一吸一呼之間，每顆細胞都得到能量滋潤生長，得到宇宙之光修護，你甚至覺得自己身體像一個花園，正在修練的器官有如鮮活的花卉、植物，悠然地吸取宇宙大地能量、陽光雨露，如同在母體時接受養分一樣，沐浴在愛的恩典裡，一片祥和，天地人連結，宇宙能量源源不絕。

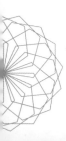

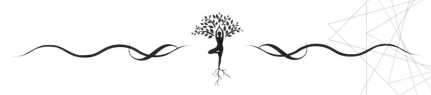

　　練習初期，所謂的觀照／內視只能是一種想像，隨著修練時間的增加，慢慢真的好像觀照／內視到要修練的器官／穴位，看到組織肌理、氣血運行、甚至脈輪間不同顏色的光能流動。

　　吸氣時能量讓器官細舒展，呼氣時能量讓細胞發光照亮清走不好的負能量。及，器官化成鮮活植物，接受宇宙能量滋潤。

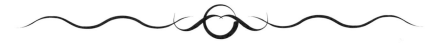

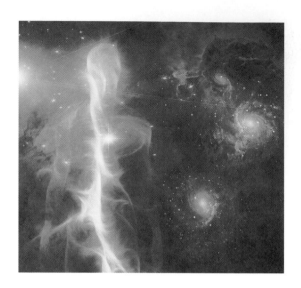

預備功

　　穿著寬鬆舒適衣服，脫掉手錶飾物，赤腳或只穿襪子／薄底鞋（要保溫不要冷著）。找一個寧靜不受干擾，風不大的室內或室外環境，自然站立，兩腳與肩同寬。帶著感恩的心，以動手（多用的手）按住一邊鼻孔慢慢吸氣，想像能量進入頭部，放開手指慢慢呼氣，想像能量由頭部慢慢流向全身，能量流經之處，感覺越來越放鬆、平靜；再用靜手（少用的手）掩著另一邊鼻孔慢慢吸氣，想像能量進入頭部，放開手指慢慢呼氣，想像能量由頭部慢慢流向全身，能量流經之處，感覺越來越放鬆、平靜；如是者每只手輪流做 2 ～ 3 次。

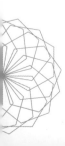

然後準備做內部器官抽搐牽扯運動，每處約做 3～6 秒，眼睛可以輕輕閉上，也可以半開半閉，自然呼吸，由剛才用手按過的鼻子開始，用一點內力聳動抽搐鼻子，先由外而內抽搐牽動整個鼻腔，繼而抽搐牽動整個眼眶內部，抽搐上移到前腦組織，腦的後半部組織，再回到腦部中央的腦核，由上而下。然後以內力挪動耳朵，由外而內到耳窩，喉嚨組織，食道，氣管，到肺部組織。內力牽扯抽搐心臟組織時要注意輕柔，然後肝臟脾胃，腎臟、大腸小腸、膀胱等所有能感受到的器官，然後是整個生殖系統，最後以收縮生殖器官及肛門，忍氣數秒後放鬆全身作結。以內力牽動內部器官時，可以稍為扭動及搖擺身體作配合。

完成後，兩手放在小腹前約 15 公分處，保持自然呼吸，同時觀照海底輪，吸氣時兩手慢慢向外張開，感覺宇宙能量自四方八面湧入海底輪，呼氣時兩手移向小腹下端，向海底輪發氣，喚醒海底輪，持續 6～8 秒。一呼一吸配合兩手開合之間，按同一方式發氣／喚醒腹輪、臍輪、然後太陽輪，每個脈輪持續約 6～8 秒。兩手上移胸前，觀照心輪，吸氣時想像宇宙能量進入心輪，呼氣時想像心輪徐徐發光，一吸一呼之間，充滿喜樂，感覺與永恆力量連接，一片和諧……持續約 15 秒。兩手上移頸項下端，觀照喉輪，按之前方式修練 6～8 秒。上移至眉心輪時，想像內有一直徑約 3 公分光球，雙手移至兩耳頂部相

距約 2 公分處，隨著一吸一呼之間，感覺光球慢慢變大如拳頭，兩手隨著光球變大稍稍外移，保持自然呼吸，然後右手緩緩旋向左邊太陽穴，左手旋向由右耳背部，與此同時光球亦隨著右手速度向左旋轉，然後兩手動作反過來左手緩緩旋向右邊太陽穴，右手旋向左耳背，光球亦同時隨左手動作向右旋轉，如此來回三次之後兩手回復原位。兩手慢慢上移把光球引至頂輪（頭頂中央），兩手繼續上移至盡處然後兩手掌內彎連續向頂輪發氣數次，此時感覺光球越來越光。

再一次吸氣時稍稍收緊肛門，然後呼氣時雙掌配合慢慢下移至頭頂約 2 公分處，同時內視光球從頂輪沿脊椎中央慢慢下滑至海底輪，吸氣時輕輕收縮肛門，同時雙手盡量上提，內視光球又從海底輪被引回頂輪，如此一吸一呼雙掌一上一下之間，光球由頂輪至海底輪來回三次，兩腿亦同時配合稍稍下蹲及上挺，期間細心體會光球通過每一脈輪的感覺。完成三次之後，光球最後被引回頂輪，然後雙手移向兩耳頂部，再滑向前額。此時，想像光球化成一股美妙的能量，雙手把這股能量由上引下慢慢發放至全身，直至雙腳腳趾及所有手指，此時全身用力挺直，大呼一口氣，身體完全放鬆，感覺充滿能量，然後，想像宇宙的能量匯聚在你前面不遠處的天空，成為一個大光球，散發著愛的光芒，你感到充滿溫暖喜樂……。至此，預備功完成，可以進入神光瑜伽本功的修練。

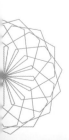

神光瑜伽 / 38

註 1：

　　宇宙能量滙聚成的大光球，也可將之想像成一個拉近的大太陽或大月亮，但不再令人目眩，只是個散發五彩光華的溫暖大光球。有宗教信仰的人，可以把能量光球想像成你的神散發的神光，或者佛菩薩的佛光。

註 2：

　　預備功部分功法源於西藏其中一種寶瓶氣功，常見的寶瓶氣功，以肺部作寶瓶，功法集中於吸氣後閉氣的修練，以此來激活經絡，這比較適合有功底的人，或在師傳指導下修練，否則有機會走火入魔。本書介紹的，是以中脈作寶瓶，用於打通中脈激活全身經絡，練時以雙手配合自然呼吸，相對容易掌握及不會走火入魔，多練可以排走負能量，讓人精神飽滿、頭腦清醒、心情愉快，可以單獨修練，尤其在工作及學習的小休時段修練一下，讓人提神醒腦。若想集中修練一兩個器官但又時間不足的話，可以參照 Q & A 的提示，跳過預備功而直接修練目標器官系統，但最好隔天修練一次預備功。

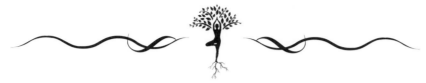

　　宇宙能量匯聚成的大光球，也可將之想像成一個拉近的大太陽或大月亮，但不再令人目眩，只是個散發五彩光華的溫暖大光球。有宗教信仰的人，可以把能量光球想像成你的神散發的神光，或者佛菩薩的佛光。

　　太陽及月亮代表的象徵與能量：

朝陽：生機、熱情、活力、陽剛、改變、希望、排毒清理。

落日：休養生息、蘊藏力量、幸福、父愛。

月亮：療癒、撫慰、母愛、玄空之美、創作力量。

《神光瑜伽》本功

#1 頭部

　　宇宙是生命之源，每個人體內也有個小宇宙，自有其運作系統。人出生之後身體系統就自動運作，無需特別指令某個器官怎樣做，細胞如何生長，如何新陳代謝，如何自我修復。只因現代人的病態生活方式，干擾了這個自然運作系統而衍生種種毛病，只要我們移除這些病源的影響，讓這個系統重新無礙運作，我們的身體就會恢復自我修復功能。《神光瑜伽》就是一步一腳印，從修復激活每一個重要器官開始，同時清理身體的負能量及病源。基於我們的身體是一個精密的自動化系統，只要修復激活好一個一個器官，自然會對整個系統帶來良性循環，最後讓整個身體回復生機。修練由頭部開始……

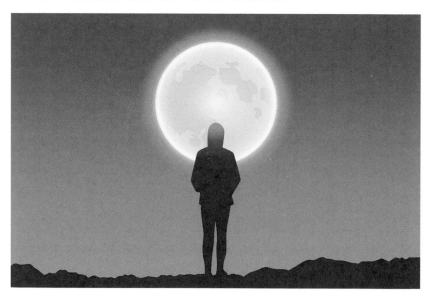

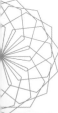

鼻腔

　　全身放鬆自然呼吸，兩手互搓幾下然後上移鼻腔前的近距離，專注連結鼻腔數秒，觀照內視整個器官組織，感覺鼻腔每一顆細胞緩緩舒展，迎向不遠處的能量光球……。吸氣時兩手向外張開，想像光球散發的能量透過全身，大地的能量透過雙腳源源進入鼻腔組織，能量讓組織內無數細胞如花蕾般舒展張揚，越來越放鬆……。呼氣時能量讓組織細胞徐徐發出亮光，好像千萬個小燈泡一樣越來越光、越來越光……所有負能量、不健康的、不舒服的感覺都被亮光照射清除。過程中透過湧入的能量，珍愛地撫慰組織的每一顆細胞，細心聆聽身體這部分有什麼要向你訴說的，好好去感受她。

　　然後以一個想像的內視放大鏡，去觀照器官的形狀、顏色、肌理、血管、經絡、每顆細胞的變化、跟其他器官連結，甚至器官發出的聲音，看看有沒有特別需要照顧修護的，若發現有不妥顏色、異物、瘤腫，可以用內視放大鏡，把能量光聚焦到這些地方，有如用放大鏡把陽光聚焦於一點般，也有如雷射光般，不斷的以不同強度的能量光照射，直至把不好的東西清除為止，再以柔和的能量光修護。這樣一吸一呼之間，每顆細胞都得到能量滋潤生長，得到宇宙之光修護，你放空一切，感覺身處生機勃勃的花園中，身體也是花園的一部分，修練的器官像是鮮活的花卉、植物，悠然地吸取宇宙大地能量、陽光雨露，

有如在母體時接受養分一樣，沐浴在愛的恩典裡，一片祥和，天地人連結，宇宙能量源源不絕。

　　修練約 2 ～ 3 分鐘，若有鼻敏感或者其他鼻腔疾病的，尤其在新冠病毒及流感肆虐期間酌量增加時間。

眼睛

　　兩手輕輕蓋著兩隻眼睛，專注感覺兩隻眼球，觀照連結眼球前半部，自然呼吸，組織細胞徐徐張開，迎接不遠處的能量光球，吸氣時感覺光球的能量透過身體，大地的能量透過雙腳源源進入，讓組織細胞像花蕾般舒展張揚，呼氣時能量讓組織細胞化成千萬個小燈泡一樣，越來越光、越來越光，所有負能量、不好的感覺都被不同強度的亮光照射清除。帶著關愛的心，以內視放大鏡去觀照這部分組織的形狀、結構、顏色，以至跟腦核連結的細節，看看有沒有什麼需要特別照顧修護的。按前述方式先修練眼球前半部，然後眼球後半部。兩手動作配合呼吸，有時在兩眼前方，有時在太陽穴兩側，可以同時修護兩眼，也可以先集中一隻然後另一隻，按感覺自行調節。過程中，你透過湧入的宇宙能量，珍愛地撫慰組織的每一顆細胞，細心聆聽這個器官有什麼要向你訴說的，好好去感受她、感恩她默默為你的健康永無休止地工作，你放空一切，感覺身處生機勃勃的花園中，身體也是花園的一部分，修練的器官像鮮活的花卉、

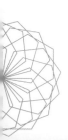

植物，悠然地吸取宇宙大地能量、陽光雨露，有如在母體時接受養分一樣，包容在愛的恩典裡，一片祥和，天地人連結，宇宙能量源源不絕。

修練約 2 ～ 3 鐘，若有眼睛毛病或用眼過度的，可酌量增加時間。

腦部

兩手移至前額印堂前約 2 公分處，專注地觀照連結前腦組織，自然呼吸，組織細胞徐徐張開，迎向不遠處的能量光球，雙手配合呼吸，吸氣時感覺光球能量透過身體，大地能量透過雙腳源源進入，能量讓前腦細胞如花蕾般舒展張揚，呼氣時能量讓細胞化成千千萬萬個小燈泡，亮光把所有的負能量照走清除，同時滋潤，修復每顆腦細胞，關愛地以內視放大鏡觀照組織的每一細節，看看有沒有需要特別照顧修護的……。你感覺身處生機勃勃的花園裡，身體成為花園的一部分，修練器官像鮮活的花卉、植物，源源不斷地吸取宇宙大地的能量、陽光雨露，有如在母體時接受養分一樣，沐浴在愛的恩典裡。按前述方式修練前腦繼而後腦。

然後，兩手移往兩耳前上方，觀照連結腦核，按前述方式修練。

然後，兩手移向兩耳中部前方，觀照連結腦核下端的腦下

垂體，按前述方式修練。過程中關愛地感受整個腦組織，聆聽身體的這部分有什麼要向你訴說的，好好去感受她，感恩她默默無休止地爲你的健康工作。

　　修練約 3 至 4 分鐘，如果頭昏腦脹或有其他腦部毛病的，可以酌量增加時間。在考試或須腦力工作前修練一下，會有良好效果。

耳窩

　　兩手輕輕蓋著兩耳，觀照連結兩耳深處的耳窩，組織的細胞徐徐張開，迎向不遠處的能量光球，兩手配合呼吸，吸氣時感覺能量不斷地湧進耳窩，組織細胞像小花蕾般舒展張揚，越來越放鬆，呼氣時組織細胞像千萬個小燈泡越來越光越來越光，所有負能量都被亮光清除，組織細胞得到修護、滋潤、重生……。按前述方式修練，用內視放大鏡觀照器官的每一細節，聆聽器官發出的信息，你感覺身處生氣盈然的花園中，修練器官如花卉、植物般源源不絕地吸取宇宙能量，陽光與路，有如在母體時吸取養分一樣，沐浴在愛的恩典裡，一片祥和，天地人連結。

　　修練時間約 1 ～ 2 分鐘，如果有耳鳴或其他耳朵毛病的，可以酌量增加時間。

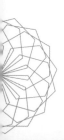

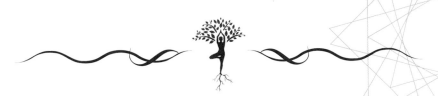

　　吸氣時兩手向外張開，想像光球散發的能量透過全身，大地的能量透過雙腳源源進入器官組織，能量讓組織內無數細胞如花蕾般舒展張揚，越來越放鬆……。呼氣時能量讓組織細胞徐徐發出亮光，好像千萬個小燈泡一樣越來越光，越來越光……所有負能量、不健康的、不舒服的感覺都會被不同強度的亮光照射清除。過程中透過湧入的能量，珍愛地撫慰組織的每一顆細胞，細心聆聽身體這部分有什麼要向你訴說的，好好去感受她。再以一個想像的內視放大鏡，去觀照器官的形狀、顏色、肌理、血管、經絡、每顆細胞的變化、跟其他器官連結，甚至器官發出的聲音，看看有沒有特別需要照顧修護的。一吸一呼之間，每顆細胞都得到能量滋潤生長，得到宇宙之光修護，你放空一切，感覺身處生機勃勃的花園中，身體也是花園的一部分，修練的器官像是鮮活的花卉、植物，悠然地吸取宇宙大地能量、陽光雨露，有如在母體時接受養分一樣，沐浴在愛的恩典裡……。

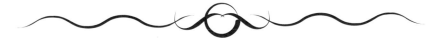

#2 呼吸系統

咽喉、呼吸道、肺部

　　微微仰起頭，兩手移至頸項頂端前方，觀照連結咽喉組織，組織的每顆細胞徐徐張開，迎向不遠處的能量光球，兩手配合呼吸，吸氣時感覺光球的能量透過身體，大地的能量透過雙腳源源進入，能量讓咽喉細胞像花蕾般舒展張揚，呼氣時能量讓細胞化成千千萬萬個小燈泡，照亮，滋潤，修護咽喉組織。按前述方式修練，帶著感恩的心，用內視放大鏡觀照器官的每一細節，聆聽器官發出的信息。你感覺身處生機勃勃的花園中，修練的器官如花卉、植物般源源不絕地吸取天地宇宙能量，陽光雨露，有如在母體時吸取養分一樣，沐浴在愛的恩典裡，一片祥和，天地人連結。同一方式修練上呼吸道及下呼吸道。

　　共修練約 2～3 分鐘，若有咳嗽或其他咽喉、氣管毛病的尤其在新冠狀病毒及流感肆虐期間，酌量增加時間。

　　雙手下移至胸前，用心感覺肺部組織，觀照組織的每顆細胞徐徐張開，迎向不遠處的能量光球，兩手配合呼吸，吸氣時感覺光球的能量透過身體，大地能量透過雙腳源源進入，能量讓肺部組織無數花蕾般的細胞舒展張揚，整個器官得到舒緩滋潤，所有繃緊的感覺都完全放鬆，呼氣時能量讓組織細胞化成

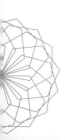

千千萬萬個小燈泡，一吸一呼之間，整個肺部越來越光越來越光，照亮肺部的每一角落，所有不舒服的部位，不好的顏色，所有負能量都被照亮清除，肺部得到修復，滋潤。按前述方式修練，帶著感恩的心觀照器官的每一細節，聆聽器官發出的信息，看看有什麼需要特別照顧修護的，你感覺身處生機勃勃的花園中，修練器官如花卉、植物般源源不絕地吸取天地宇宙能量，有如在母體時吸取養分一樣，沐浴在愛的恩典裡，一片祥和，天地人連結。

　　修練約 2 分鐘，若有咳嗽或肺部毛病的尤其在新冠狀病毒及流感肆虐期間，酌量增加時間。

#3 消化系統

食道、胃部、胰臟

　　輕輕吞一口涎沫，細心感受涎沫由食道慢慢流進胃部過程，兩手移到食道前，觀照連結這部分組織，組織細胞徐徐張開，迎向不遠處的能量光球，雙手配合呼吸，吸氣時感覺光球能量透過身體，大地能量透過雙腳源源進入，能量讓食道細胞像花蕾般舒展張揚，呼氣時能量讓細胞化成千千萬萬個小燈泡，照亮，滋潤，修護食道組織。按前述方式修練，帶著感恩的心觀照器官的每一細節，聆聽器官發出的信息，你感覺身處生機勃勃的花園中，修練器官如花卉、植物般源源不絕地吸取天地宇宙能量，陽光雨露，有如在母體時吸取養分一樣，沐浴在愛的恩典裡，一片祥和，天地人連結。

　　修練由上食道、下食道、到賁門，時間共約 2 分鐘，若有胃酸到流或這部分器官毛病的可以酌量增加時間。

　　雙手移至整個胃部前，觀照連結整個胃部組織，組織細胞徐徐張開，迎向不遠處的能量光球，雙手配合呼吸，吸氣時感覺光球能量透過身體，大地能量透過雙腳源源進入，能量讓胃部細胞像花蕾般舒展張揚，呼氣時能量讓細胞化成千千萬萬個小燈泡，照亮、滋潤、修護胃部組織，所有不好的東西，不好

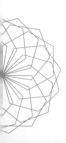

的負能量都被清除得乾乾淨淨。按前述方式修練，帶著感恩的心觀照器官的每一細節，聆聽器官發出的信息。一吸一呼之間，你感覺身處生機勃勃的花園中，身體也是花園的一部分，修練器官如鮮活的花卉、植物，源源不絕地吸取天地宇宙能量，陽光雨露，有如在母體時吸取養分一樣，沐浴在愛的恩典裡，一片祥和，天地人連結。

修練約 2 分鐘，若有胃部毛病的，可以酌量增加時間。

兩手移到胃下方兩端的胰臟，觀照連結這個器官組織，組織的每一顆細胞徐徐張開，迎向不遠處的能量光球，雙手配合呼吸，吸氣時感覺光球能量透過身體，大地能量透過雙腳源源進入，能量讓胰臟細胞像花蕾般舒展張揚，呼氣時能量讓細胞化成千千萬萬個小燈泡，照亮、滋潤、修護胰臟組織，所有不好的東西，不好的負能量都被清除得乾乾淨淨。按前述方式修練，帶著感恩的心觀照器官的每一細節，聆聽器官發出的信息，一吸一呼中，你感覺身處生機勃勃的花園中，身體也是花園的一部分，修練器官如鮮活花卉的植物，源源不絕地吸取天地宇宙能量，陽光雨露，有如在母體時吸取養分一樣，沐浴在愛的恩典裡，一片祥和，天地人連結。

修練約 1.5 分鐘，若有胰臟毛病的可以酌量增加時間。

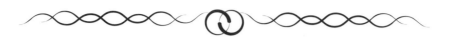

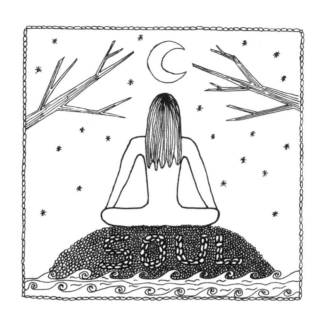

《勝王瑜伽經》云：

　　專精於冥想修行者，既可穿透極少的微塵，又
可通往無盡邊際……

　　當生命淨化後，心靈喜悅，知根與作根歸於其
位，當能照見真我。

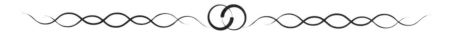

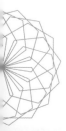

#4 腸道系統

大腸、小腸、肛門

　　兩手放在喉嚨位置前，從上而下輕輕掃過胃部、腹部，想像將整個消化系統連接起來，2～3次之後，兩手下移至腹部兩側，觀照連結腹腔內大腸組織，組織細胞徐徐張開，迎向不遠處的能量光球，雙手配合呼吸，吸氣時感覺光球能量透過身體，大地能量透過雙腳源源進入，讓組織細胞像花蕾般舒展張揚，所有崩緊的感覺都被舒緩，呼氣時能量讓細胞化成千千萬萬個小燈泡，照亮，滋潤，修護腸道組織，所有不好的東西，不好的負能量都被清除得乾乾淨淨。按前述方式修練；帶著感恩的心觀照腸道的每一細節，聆聽這個器官發出的信息，看看有什麼需要特別照顧修護的。一吸一呼之間，你感覺身處生機勃勃的花園中，修練器官如鮮活的花卉、植物，源源不絕地吸取天地宇宙能量，陽光雨露，有如在母體時吸取養分一樣，沐浴在愛的恩典裡，一片祥和，天地人連結。

　　按照同樣方式修練小腸，共約2～3分鐘，若有腸道毛病的可以酌量增加時間。

　　修練小腸的最後階段時，觀照內視移至直腸連接肛門約10公分的一段腸道組織。組織細胞徐徐張開，迎向不遠處的能量

光球，雙手配合呼吸，吸氣時感覺光球能量透過身體，大地能量透過雙腳源源進入，能量讓直腸細胞像花蕾般舒展張揚，呼氣時能量讓細胞化成千千萬萬個小燈泡，照亮、滋潤、修護直腸組織，所有不好的東西，不好的負能量都被清除得乾乾淨淨。按前述方式修練，帶著感恩的心觀照器官的每一細節，聆聽器官發出的信息，一吸一呼之間，你感覺身處生機勃勃的花園中，身體也是花園的一部分，修練器官如鮮活的花卉、植物，源源不絕地吸取天地宇宙能量，陽光雨露，有如在母體時吸取養分一樣，沐浴在愛的恩典裡，一片祥和，天地人連結。

修練習約 1.5 分鐘，若腸道肛門有毛病或痔瘡的，可以針對性酌量增加時間。

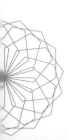

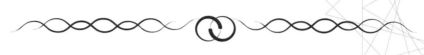

約翰福音第二章 13 至 25
節耶穌清理聖殿的故事：猶太
人的逾越節近了，耶穌就上耶
路撒冷去。看見殿裡有賣牛、
羊、鴿子的，並有兌換銀錢的
人坐在那裡，耶穌就拿繩子做
成鞭子，把牛羊都趕出殿去，
倒出兌換銀錢之人的銀錢，推

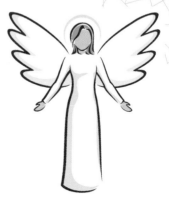

翻他們的桌子， 又對賣鴿子的說：「把這些東西拿
去，不要將我父的殿當做買賣的地方！」祂的門徒
就想起經上記著說：「我為你的殿心裡焦急，如同
火燒。」⋯⋯因此猶太人問他說：「你既做這些事，
還顯什麼神蹟給我們看呢？」耶穌回答說：「你們
拆毀這殿，我三日內要再建立起來。」猶太人便說：
「這殿是四十六年才造成的，你三日內就再建立起
來嗎？」 但耶穌這話是以祂的身體為殿。到耶穌從
死裡復活以後，門徒就想起祂說過的這些話。

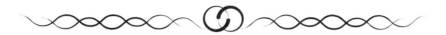

#5 胸部

乳房組織

　　兩手移至胸部兩邊乳房前方，專注觀照連結乳房組織及周邊淋巴系統，組織細胞徐徐張開，迎向不遠處的能量光球，兩手配合呼吸，吸氣時感覺光球的能量透過身體，大地的能量透過雙腳源源進入，組織細胞像花蕾般舒展張揚，呼氣時能量讓組織細胞化成千萬個小燈泡一樣，越來越光、越來越光，所有負能量、不好的感覺都被亮光照射清除。帶著關愛的心，以內視放大鏡去觀照這部分組織的形狀、結構、脈絡、顏色，以至跟其他器官的連結，看看有沒有什麼需要特別照顧修護的，若發現有不妥顏色、異物、瘤腫，可以用內視放大鏡，把能量光聚焦到這些地方，有如用放大鏡把陽光聚焦於一點般，不斷的以不同強度的能量光照射，直至把不好的東西清除為止，然後以柔和的光修護。可以兩邊同時修護，也可以先修護一邊然後另一邊，也可以聚焦某一局部，看需要而定。

　　這樣一吸一呼之間，你感覺身處生機勃勃的花園中，身體也是花園的一部分，修練器官是鮮活的花卉、植物，源源不絕地吸取宇宙能量，有如在母體時吸取養分一樣，沐浴在愛的恩典裡，一片祥和，天地人連結。

　　修練約 2 分鐘，若有乳房健康問題的，可以酌量增加時間。

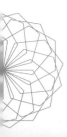

神光瑜伽　/ 56

#6 肝、膽、脾

　　兩手下移約 3 公分，左手置於脾的前方，右手置於肝、膽前方，專注觀照連結兩邊器官組織，組織細胞徐徐張開，迎向不遠處的能量光球，兩手配合呼吸，吸氣時感覺光球的能量透過身體，大地的能量透過雙腳源源進入，組織細胞像花蕾般舒展張揚，呼氣時能量讓組織細胞化成千萬個小燈泡一樣，越來越光、越來越光，所有負能量、不好的感覺都被亮光照射清除。帶著關愛的心，以內視放大鏡去觀照這部分組織的形狀、結構、脈絡、顏色，以至跟其他器官的連結，看看有沒有什麼需要特別照顧修護的。一吸一呼之間，你感覺身處生機勃勃的花園中，身體也是花園的一部分，修練器官是鮮活的花卉、植物，源源不絕地吸取宇宙能量，有如在母體時吸取養分一樣，沐浴在愛的恩典裡，一片祥和，天地人連結。

　　可以先修練一邊然後另一邊，也可兩邊同時進行。修練約 2 分鐘，若這部分器官有問題的，可以酌量增加時間。

#7 泌尿系統

腎臟

　　兩手移近肚臍中央上方約 3 公分，專注觀照連結腹腔內左右兩腎臟，用想像放大鏡把他們放大拉前，讓你更清楚觀照腎臟組織每一細節，腎臟細胞徐徐張開，迎向不遠處的能量光球，兩手配合呼吸，吸氣時感覺光球的能量透過身體，大地的能量透過雙腳源源進入腎臟，組織細胞像花蕾般舒展張揚，呼氣時能量讓組織細胞化成千萬個小燈泡一樣，越來越光、越來越光，所有負能量、不好的感覺都被亮光照射清除，重獲生機。帶著關愛的心，以內視放大鏡去觀照腎臟組織的形狀、結構、脈絡、顏色，以至跟其他器官的連結，看看有沒有什麼需要特別照顧修護的。一吸一呼之間，你感覺身處生機勃勃的花園中，身體也是花園的一部分，修練器官是鮮活的花卉、植物，源源不絕地吸取宇宙能量，有如在母體時吸取養分一樣，沐浴在愛的恩典裡，一片祥和，天地人連結。

　　持續修練約 1.5 分鐘，若腎功能有問題的，可以酌量增加時間，可以同時修練兩腎，也可以先修練左邊再來右邊，或者反過來。

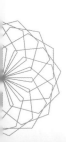

膀胱

　　專注觀照腹腔內兩條由腎臟連接膀胱的腎管，兩手配合呼吸，吸氣時能量灌入兩腎，呼氣時兩手從上而下、由腎臟至膀胱輕掃腎管，把能量由腎臟透過腎管引向膀胱，能量所經之處，腎管細胞像千萬個小燈泡一樣發出亮光，把所有負能量、不好的東西亮光清除，腎管得到修護、滋潤、重生。由上而下輕掃腎管約 3 次。

　　然後專注觀照連結膀胱組織，組織的細胞徐徐張開，迎向不遠處的能量光球，兩手配合呼吸，吸氣時感覺光球的能量透過身體，大地的能量透過雙腳源源進入膀胱，組織細胞像花蕾般舒展張揚，呼氣時能量讓組織細胞化成千萬個小燈泡一樣，越來越光、越來越光，所有負能量、不好的感覺都被亮光照射清除，重獲生機。帶著關愛的心，以內視放大鏡去觀照膀胱組織的形狀、結構、脈絡、顏色，以至跟其他器官的連結，聆聽她，看看有沒有什麼需要特別照顧修護的。按前述方式修練……。你感覺身處生機勃勃的花園中，身體也是花園的一部分，修練器官是鮮活的花卉、植物，源源不絕地吸取宇宙能量，有如在母體時吸取養分一樣，沐浴在愛的恩典裡，一片祥和，天地人連結。

　　持續修練約 1.5 分鐘，若膀胱有毛病的，可以酌量增加時間。

尿道

　　專注觀照連結整段輸尿道,吸氣時感覺能量源源湧向膀胱,呼氣時雙手配合,把能量由膀胱引向尿道口,感覺如排出小便一樣,但排出的不是尿而是能量,能量所經之處,尿道細胞像千萬個小燈泡一樣發出亮光,把所有負能量、不好的東西以亮光清除,尿道得到修護、滋潤、重生。修練約 3～5 次,若泌尿系統有問題的,可以酌量增加時間。

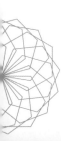

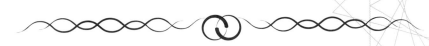

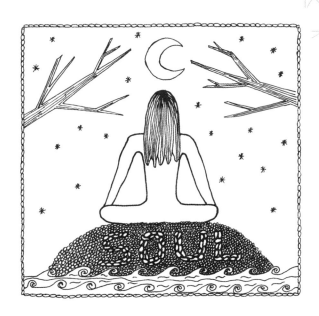

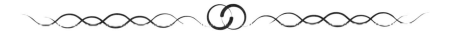

　　張三豐：隨息自然，守其自然。調息者，調度
陰陽蹻之息與吾心中之氣相合于氣穴中也。

#8 男性生殖系統

攝護腺

　　專注觀照連結胡桃形狀的攝護腺，器官細胞徐徐張開，迎向不遠處的能量光球，兩手配合呼吸，吸氣時感覺光球的能量透過身體，大地的能量透過雙腳源源進入攝護腺，組織細胞像花蕾般舒展張揚，呼氣時能量讓組織細胞化成千萬個小燈泡一樣，越來越光、越來越光，所有負能量、不好的感覺都被亮光清除，攝護腺組織得到修護、滋潤、重生。帶著關愛的心，以內視放大鏡去觀照器官組織的形狀、結構、脈絡、顏色，以至跟其他器官的連結，看看有沒有什麼需要特別照顧修護的，若感覺有任何不妥之處，可以用內視放大鏡，以不同強度的能量光密集清理及修護。一吸一呼之間，你感覺身處生機勃勃的花園中，身體也是花園的一部分，修練器官是鮮活的花卉、植物，源源不絕地吸取宇宙能量，有如在母體時吸取養分一樣，沐浴在愛的恩典裡，一片祥和，天地人連結。

　　修練約 1.5 分鐘，若攝護腺有問題的，可以酌量增加時間。

睪丸

　　以內視放大鏡把睪丸放大拉近，以便觀照得更清楚。

　　專注觀照連結睪丸，器官細胞徐徐張開，迎向不遠處的能

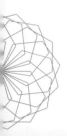

神光瑜伽　/ 62

量光球，兩手配合呼吸，吸氣時感覺光球的能量透過身體，大地的能量透過雙腳源源進入相關器官，組織細胞像花蕾般舒展張揚，呼氣時能量讓組織細胞化成千萬個小燈泡一樣，越來越光、越來越光，所有負能量、不好的感覺都被亮光清除，器官組織得到修護、滋潤、重生。帶著關愛的心，以內視放大鏡去觀照睪丸組織的細節、結構、脈絡、顏色，以至跟其他器官的連結，看看有沒有什麼需要特別照顧修護的。一吸一呼之間，你感覺身處生機勃勃的花園中，身體也是花園的一部分，修練器官是鮮活的花卉、植物，源源不絕地吸取宇宙能量，有如在母體時吸取養分一樣，沐浴在愛的恩典裡，一片祥和，天地人連結。

修練約 1.5 分鐘， 若有器官及性功能問題的， 可以酌量增加時間。

陰莖

專注觀照連結整段陰莖，器官細胞徐徐張開，迎向不遠處的能量光球，吸氣時感覺能量自陰莖口源源流入睪丸，呼氣時能量由睪丸流向陰莖口，能量所經之處，器官細胞像千萬個小燈泡一樣發出亮光，器官得到完全修護、滋潤、重生。修練約 5～6 次，整個器官或有微溫感覺。然後，深吸一口氣，兩手握拳，兩腳腳趾抓地，同時收縮肛門及相關器官，作忍大小便狀的同

時閉氣5～6秒，期間抽搐陰莖、睪丸5～9下，閉氣抽搐操練3～6次，看需要而定。

　　整體修練共約 3 分鐘，有性功能問題的，可以酌量增加時間。閉氣抽搐的操練可以單獨進行，多做可以強化生殖系統功能。若每晚睡前，花數分鐘按摩一下整個生殖系統、鼠溪、氣海、會陰等穴位，效果會更好。

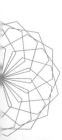

#9 女性生殖系統

子宮

　　專注觀照連結整個子宮，器官細胞徐徐張開，迎向不遠處的能量光球，兩手配合呼吸，吸氣時感覺光球的能量透過身體，大地的能量透過雙腳源源進入子宮，組織細胞像花蕾般舒展張揚，呼氣時能量讓組織細胞化成千萬個小燈泡一樣，越來越光、越來越光，所有負能量、不好的感覺都被亮光清除，子宮組織得到修護、滋潤、重生。帶著關愛的心，以內視放大鏡去觀照器官組織的形狀、結構、脈絡、顏色，以至跟其他器官的連結，看看有沒有什麼需要特別照顧修護的，若有任何不妥之處，可以透過內視放大鏡，以不同強度的能量光密集修護。一吸一呼之間，你感覺身處生機勃勃的花園中，身體也是花園的一部分，修練器官是鮮活的花卉、植物，源源不絕地吸取宇宙能量，有如在母體時吸取養分一樣，沐浴在愛的恩典裡，一片祥和，天地人連結。

　　修練約 1.5 分鐘，若子宮有問題的，可以酌量增加時間。

卵巢

　　以內視放大鏡把卵巢放大拉近，以便觀照得更清楚。專注觀照連結卵巢，器官細胞徐徐張開，迎向不遠處的能量光球，

兩手配合呼吸，吸氣時感覺光球的能量透過身體，大地的能量透過雙腳源源進入相關器官，組織細胞像花蕾般舒展張揚，呼氣時能量讓組織細胞化成千萬個小燈泡一樣，越來越光、越來越光，所有負能量、不好的感覺都被亮光清除，器官組織得到修護、滋潤、重生。帶著關愛的心，以內視放大鏡去觀照卵巢組織的細節、結構、脈絡、顏色，以至跟其他器官的連結，看看有沒有什麼需要特別照顧修護的。一吸一呼之間，你感覺身處生機勃勃的花園中，身體也是花園的一部分，修練器官是鮮活的花卉、植物，源源不絕地吸取宇宙能量，有如在母體時吸取養分一樣，沐浴在愛的恩典裡，一片祥和，天地人連結。

修練約 1.5 分鐘，可以兩邊同時修護，也可以先一邊再另一邊，若卵巢有問題的，酌量增加時間。

陰道

專注觀照連結整段陰道，器官細胞徐徐張開，迎向不遠處的能量光球，吸氣時感覺能量自陰道口源源流入子宮再到卵巢，呼氣時能量由卵巢流向子宮再度陰道口，能量所經之處，器官細胞像千萬個小燈泡一樣發出亮光，器官得到完全修護、滋潤、重生。修練約 5 ～ 6 次，整個器官或有微溫感覺。然後，深吸一口氣，兩手握拳，兩腳腳趾抓地，同時收縮肛門及相關器官，作忍大小便狀閉氣 5 ～ 6 秒，期間收縮、抽搐陰道、子宮 5 ～ 9

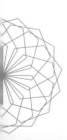

下，閉氣抽搐操練 3～6 次。

　　整體修練共約 3 分鐘，有相關器官問題的，可以酌量增加時間，完成後兩手按摩兩邊卵巢位置 5～6 下。閉氣抽搐的操練也可以單獨進行，多做可以強化生殖系統功能。若每晚睡前，花數分鐘按摩一下整個生殖系統、鼠溪、氣海、會陰等穴位，效果會更好。

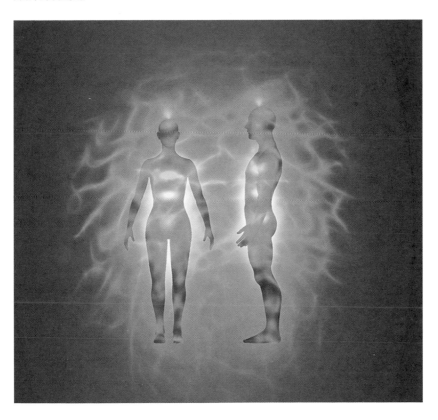

七脈輪釋義

1. 海底輪：紅色，位於脊椎尾端，代表生命力、熱情、根基滋養。

2. 臍輪（又名生殖輪）：橙色，位於恥骨上方到肚臍之間，代表愛情、創造力、勇氣、慈悲心。

3. 腹輪：黃色，又名太陽輪，位於肚臍上方與胸部下方之間的橫膈膜上，代表個人力量、勇氣、奉獻、道德、自制力。

4. 心輪：綠色，位於心臟的整個範圍，是七脈輪的軸心，代表大愛、無私、融合、寬恕、希望。

5. 喉輪：藍色，位於喉嚨處，代表自我表現、領導力、創造力。

6. 眉心輪：深靛藍色，位於眉心中央內，又名第三眼，代表開悟、直覺、內在智慧。

7. 頂輪：紫色，位於頭頂中心，代表靈性、宇宙能量、天人合一。

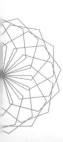

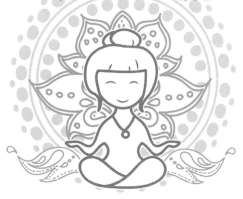

Yoga & Meditation
Keep calm and be happy!

　　傑瑞米・邊沁說：創造你能創造的快樂，去除你能去除的所有痛苦。每一天你都有機會為別人增加一點快樂，或是消除他們的一點痛苦。而你在別人心中種下的每一粒快樂的種子，都將在自己的心田上豐收；因為你從其他人的思想感覺中拔除的每一分憂傷，都會被你靈魂聖殿中，美麗的平安喜樂所取代。

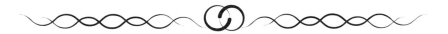

#10 心臟

兩手上移胸前，專注觀照連結心臟，以內視放大鏡把心臟變大拉前，好好端詳心臟的每個細節，左心瓣、右心瓣、每根血管、血液流動、節奏、以至聲音，是那麼的一絲不苟，那麼莊嚴，那麼美妙。雙手配合自然呼吸，感覺心臟越來越放鬆，組織細胞徐徐張開，迎向不遠處的能量光球，吸氣時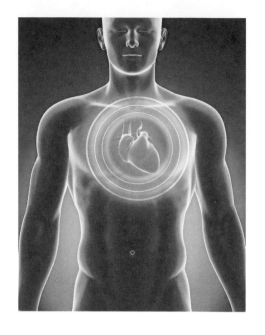光球的能量透過身體，大地的能量透過雙腳源源進入，心臟細胞像花蕾般舒展張揚，呼氣時能量讓組織細胞化成千萬個小燈泡一樣，越來越光，所有負能量、不好的感覺都被不同強度的亮光照射清除，心臟組織得到修護、滋潤、重生……。帶著感恩的心，觀照器官的每一個細節，看看有沒有需要特別照顧修護的。一吸一呼之間，你感覺身處生機勃勃的花園中，身體也

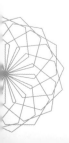

是花園的一部分，修練器官如鮮活的花卉、植物，源源不絕地吸取宇宙能量，有如在母體時吸取養分一樣，沐浴在愛的恩典裡，一片祥和，天地人連結。

　　修練時間約 3 分鐘，若心臟有問題的可以酌量增加時間。至此，《神光瑜伽》身心修練的部分已經完成，可以收功：兩手自然垂放兩側，深深吸一口氣然後舉高雙手過頭合十，然後帶著對你的神、佛菩薩、宇宙永恆、你的高我的感恩的心合十，然後慢慢放下，到肚臍時兩手相疊其上，動手（常用的手）在內，靜手（少用的手）在外，跟著自左向右旋轉按摩 6 次，反方向接摩 6 次，跟著雙掌沿鼻梁兩側向上輕推過頭頂然後由頸背落下連續 6 次，然後輕拍眼蓋數下張開眼睛再輕輕搓揉耳朵數下，漫步 2-3 分鐘然後飲溫開水一杯，全部完成。

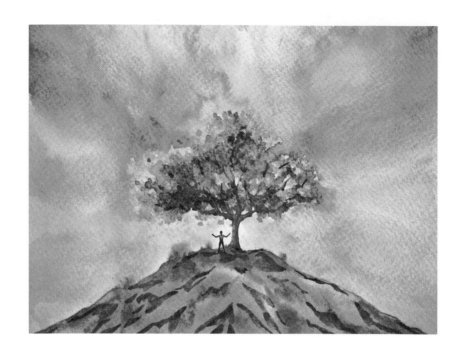

靈性之旅

　　神光瑜伽中提到的靈性、神光,是指你相信的神、佛菩薩、祂的力量、永恆、宇宙能量、超自然力量、家族之源、以至你自己的高我、超我的能量。

　　靈性之旅的修練可以單獨進行,也可以緊隨修練心臟的末段,現在我們假設是緊隨修練心臟的末段……

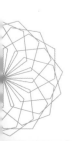

帶著感恩的心，以內視放大鏡觀照心臟的每一細節，好好用心去體會她，心臟細胞連結能量光球，兩手配合呼吸，吸氣時能量湧入，呼氣時心臟細胞化成一粒粒小燈泡，越來越光越來越光……逐漸地，隨著跟宇宙能量的連結，慢慢的，感覺整個心臟轉化成一顆寶石般，發出五彩的光芒，這種光芒充滿愛，讓你好舒服好愉快好飄逸……慢慢，五彩光芒散發到全身，越來越光越來越光，……你覺得整個身體化成一股明亮的光體，懸浮天空……一片澄明，慢慢，你發覺四周浮現千千萬萬股像你一樣的光體，互相輝映，互相散發著愛的能量……你感覺已經融入光球裡面，你好享受一片光明天地合一的感覺，你忘記了自己的存在，只是一片空靈，一個前所未有的美妙境界，一個靈性境界……這也是一個最接近宇宙力量源頭的時刻，如果你有宗教信仰，這是你最接近你的神的時刻，接近佛菩薩的時刻，也是最接近你自己高我的時刻……在這愛的光裡，你或者會隱約看到一些熟悉的臉孔，在生的或者已經往生的，你所關心的，甚至是過去的你自己，一個小時候的你自己，一個曾受傷害的你自己……她／他可能會向你訴說自己的委屈傷痛……你關愛地去擁抱過去的你自己或這個你關心的人，抹去他／她的憂傷，自心中向她／他發放愛的光芒……其他光體都一起向著過去的你或你關心的人，發放愛的光芒……你感覺你的神、佛菩薩、宇宙能量同時在你的前後左右上下所有維度，同時向

著過去的你或你關心的人發放著無量無邊的大愛之光，這些令人目眩而溫柔的光，源源不斷地，不斷地撫慰你或你關心的人那顆曾受傷害的心……你或你關心的人逐漸抒懷，得到了徹底的療癒，放下了一切枷鎖，回復真我，這一刻，只有大愛的光芒……完全沐浴在這愛的恩典裡……。

　　如果你想向你的神、佛菩薩祈禱，或者向宇宙力量的源頭或者你自己的高我發出訊息、尋求啟示，或者向任何你關心的人發出訊息、祝福、感恩、寬恕、安慰……不論是在世的還是已經往生的，這就是個最好的時刻……在這一片澄明的空靈境界，你發出了訊息之後……可能不久當下就會隱約收到一些回應……一些影像、一些顏色、聲音、或是一點觸動隱喻，有些回應你會當下明白……或者……你會在過後一段時間忽然有所頓悟。也許很多時候你只是得到一種天地人連結，身心靈合一的喜悅，這就很好。

　　這趟靈性之旅接近尾聲……你帶著感恩的心高舉雙手向天合十，感謝你的神、佛菩薩、天地宇宙的真善美力量、你的家族之源、高我……然後雙手下移按在胸前，好好再感受一下剛才的美妙之旅，你緊記著、緊記著這種安慰、療癒、寬恕、充滿愛的感覺，在日後，當你遇到挫折、失落、傷痛時，你可以暫停一下，做個深呼吸，讓自己放鬆靜一靜，然後以雙手按著胸前，輕輕閉上眼睛，重新找回這種關愛療癒的感覺，要記著，

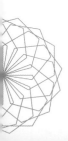

這愛的恩典永遠與你結伴同行，你一呼喚，她就會隨時欣然出現。按胸 8-10 秒鐘之後，雙手再下移到肚臍，兩手相疊，靜手在外、動手在內，感覺所有宇宙能量及光芒源源進入這個穴位，然後兩手輕輕按著肚臍向左順時針方向旋轉按摩幾下，再反放方向按摩幾下，搓搓雙手後輕輕按摩面部、頭部各幾下，再輕拍眼腔幾下之後張開眼睛，慢慢走幾步，喝杯暖開水，完成。

注 1：

　　曾有心靈創傷或有情緒困擾的人，是適宜多進行靈性之旅作為輔助療癒的。若單獨進行靈性之旅，最好盡量找一個安靜不受干擾的室外或室內，光線相對柔和環境，安頓好自己在一個舒適放鬆的姿勢，坐、臥、站都可以，只要腰椎是伸直的不彎曲便可以。然後將開雙手，放慢自然呼吸，想像不遠處有個宇宙能量匯聚而成的大光球，專注連結自己的心臟組織，隨著一吸一呼之間，心臟細胞徐徐張開迎向能量光球，感受到愛的恩典，慢慢化入光球之中，靈性之旅便可按前述方式展開……。

注 2：

　　靈性之旅的過程中，可能在某個時刻會引起一些回憶，牽動一些情緒，甚至觸及傷痛，在可控情況下，你是應該讓情緒自然抒發、哭笑、甚至發出呼喊都是可以的。重要的是你接受自己有這樣的情緒，察覺到自己有這樣的情緒，同時告訴自己，

有這樣的情緒是很正常的，而且要好好體會這樣的情緒。如果你有宗教信仰，你可以在吸氣時唸著祂的名號，讓祂的能量進入心中，呼氣時念著祂的名號，讓祂的能量化成愛的光芒發放到自己或者你所關懷的人身上。沒有宗教信仰的，可以在吸氣時吸進在不遠處能量光球發出的愛的光芒，呼氣時把愛的光芒散發到自己或者你關心的人身上，讓你或你關心的人沐浴在愛的光裡，慢慢的，你心中的負能量會被逐漸清除而平復下來，你會得到安慰、療癒。

如果你連續多次在靈性之旅的過程中，都出現情緒波動而難以平復的話，就要暫停這部分的修練，因為你內心仍有很大壓抑，很多負能量，需要找專業人士幫忙處理。待情況好轉之後才再繼續靈性之旅，其他部分的修練，如果過程中沒有出現難以平復的情緒波動的話，是可以繼續的。

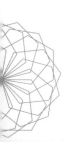

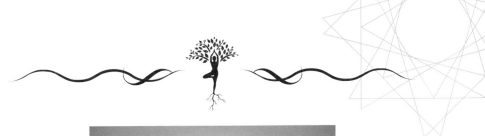

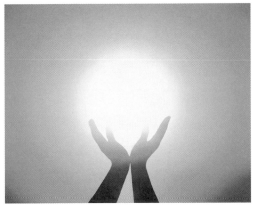

　　你帶著感恩的心高舉雙手向天合十，感謝你的神、佛菩薩、天地宇宙的真善美力量，你的家族之源、高我……然後雙手下移按在胸前，好好再感受一下剛才的美妙之旅，你緊記著這種安慰、療癒、寬恕、充滿愛的感覺，在日後當你遇到挫折、失落、傷痛時，你可以暫停一下，靜靜的以雙手按著胸前，輕輕閉上眼睛，重新找回這種愛的恩典，要記著，這愛的恩典永遠與你結伴同行，你一呼喚，她就會欣然出現。

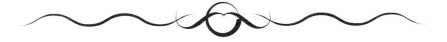

《神光瑜伽》旁功

頭髮、面容的修護及其他

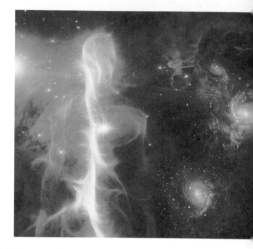

　　《神光瑜伽》對身體任何部分的修護都有功效，有脫髮問題的可以在修練腦部的時候，增加一點時間來修護你的頭髮，吸氣時想像宇宙能量進入頭皮髮囊，呼氣時想像髮囊細胞在發光，滋養著髮根，想像頭髮緩緩地茁長。要修護面容的話，可以在修練鼻腔時增加一點時間來進行，吸氣時想像能量進入面部皮膚的每一個細胞，呼氣時想像皮膚細胞徐徐發光，皮膚得到修護滋潤，感覺越來越年輕。若身體有傷口或莫明酸痛的，也可以也用這個方法盡快復原，吸氣時想像能量進入傷痛組織，呼氣時想像傷痛組織的細胞徐徐發光，組織得到修護、治療、滋潤，一吸一呼之間，感覺痛楚得到舒緩，同時想像傷痛組織正在慢慢復原之中。

　　這些修練可以單獨進行，也可以跟其他的修練同時進行。

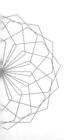

《神光瑜伽》排毒功

《神光瑜伽》排毒功

自然站立，全身放鬆，用食指按著一邊鼻孔慢慢吸氣、吸盡，放開手指兩邊鼻孔慢慢呼氣、呼盡，再按著另一邊鼻孔慢慢吸氣、吸盡，放開手呼氣、呼盡。兩邊鼻孔輪流各呼吸二次。兩手放於小腹會陰穴前約 10 公分處，然後輕輕帶引

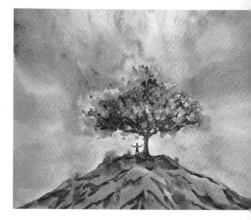

腰椎前後晃動，軸心慢慢由下而上，經過下腰椎、中腰椎、上腰椎、頸椎直至頭頂百會穴，再由上而下至會陰穴，反覆來回二次。

兩手垂放身體兩邊，輕輕左右晃動腰椎，軸心由會陰自下而上至百會，兩手隨動作擺動張開上提至胸部，然後由上而下至會陰，反覆來回二次。

兩手放在小腹前約 10 公分，以雙手帶動腰椎從左到右輕輕旋轉，由會陰起，軸心隨著旋轉慢慢上移中腰椎、上腰椎、頸椎直到百會，然後由上而下，反覆來回二次。再以相反方向，從右到左重覆前述動作，來回二次。

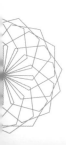

兩手放小腹前約 10 公分，帶動腰椎前後晃動，上移至胸前時，兩手上下交替，有如連環向上抓氣，當動作盡伸時，兩手同時向頭頂作發氣狀，然後兩手把抓到的氣感自百會前方沿任脈緩緩會引下，過胸前、腰部、小腹，直至會陰穴。按前述動作晃動腰椎，兩手向上抓氣，把氣自百會後方，沿督脈緩緩引下，過胸背、腰背、腹背，直至會陰。

　　按前述動作，兩手向上抓氣，把氣自百會左右兩方，沿兩眼、鼻兩邊、頸椎、腰椎兩邊緩緩引下，直至會陰穴。

　　按前述動作，兩手向上抓氣、把氣自百會正中央，沿頸椎、腰椎緩緩引下，直至會陰。

　　按前述動作晃動腰椎，兩手向上抓氣，然後自百會起，氣感分五線，卽沿頸椎、腰椎的前、後、左、右、正中，以雙手緩緩引下，直至會陰。引下前深吸一口氣，氣感引至會陰過程的同時長長呼氣，把氣呼盡的同時全身力挺伸懶腰，感到全身非常放鬆。然後開始拍打全身，頸及以上部位用手掌前半部拍打，頸部以下用全掌拍打，拍打時身體有微抖動作，好像要把全身組織，特別是關節抖鬆、拍鬆，有微微刺痛的效果較佳。拍打開始：頭部、眼部、臉龐、頸背、頸兩側、肩膀、兩手、手關節、腋窩（左邊腋窩以右手握拳擊打三下、右邊腋窩以左握拳擊打三下）、胸部、腋下兩側、小肚，然後輪流以左右手按摩會陰穴數下，繼續拍打大腿、膝關節、小腿、腳掌。

稍停一下，放鬆深呼吸，想像一道金光閃閃的溫暖清泉從天上傾倒而下，穿透身體。身體內外都被清泉沖洗，全身微微抖動，拍打再次從頭開始，這次想像配合閃閃生光的清泉拍打身體的不同部位，把不好的東西不好的感覺拍打沖洗掉，被拍打的部位好像有不好的顏色被沖洗溢出，拍打完畢後，身體輕輕向上一跳，在著地的一剎那，想像身體裡所有不好的東西已經全部被清理掉而且迅速遠離自己，遠離地球，漂向宇宙看不到的盡頭。此時，好像有一道宇宙能量從頭頂貫注全身，什至有如觸電般，然後感到到全身輕如棉絮，每一關節變得特別敏感，慢慢的，用心去感受身體那裡不舒服，輕輕的，由下而上扭動兩隻腳的腳指、關節、腳掌、膝關節、大腿關節，然後脊椎，一節一節的前後或左右挪動，軸心由下而上直至頸椎，感覺直上眼腔時，眼睛自然睜開，輕輕轉動眼球，左右各轉動三次，同一時間挪動兩肩、兩手關節直至每一根手指，感到氣感貫注全身。

　　用兩手輕拍眼睛數下，然後按摩拿捏全身，頭部、頸部、頸部兩邊淋巴、耳朵、腋下、胸部、腋下兩側淋巴、小肚、兩大腿間鼠溪、會陰、肛門、膝關節、小腿、腳掌關節。然後舌頭操：舌頭稍用力前伸向下頜 6 次、兩邊捲起向前盡伸 6 次、舌頂左右臉頰各 3 次、頂向上下顎各 3 次，左右旋轉各 3 次，然後用濕潤的舌頭由左至右舔上下嘴唇 2 次，反過來由右至左

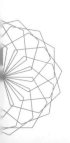

舔嘴唇 2 次，此時的涎沫是世上最佳的護唇劑。

接著是喉嚨操，用口鼻吸氣同時收縮喉嚨，兩手配合作鷹爪狀，吸滿氣後閉氣約 3 秒鐘，然後慢慢呼氣放鬆，連續 3 次。至此，排毒功全部完成。

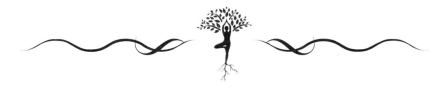

《神光瑜伽》排毒功部分功法源自西藏其中一種寶瓶氣功，用於打通中脈、促進全身氣血運行、排毒、清理負能量，建議每周最少修練一次。如果身體不適，傷風感冒、患有慢性疾病如糖尿病、莫明酸痛、或有失眠、情緒失衡的，多練有良好輔助療效。在新冠病毒及流感肆虐期間也最好多加練習。如果時間充足的話，可以在修練完排毒功之後直接進入《神光瑜伽》本功的修練，效果會更佳。

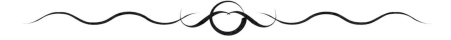

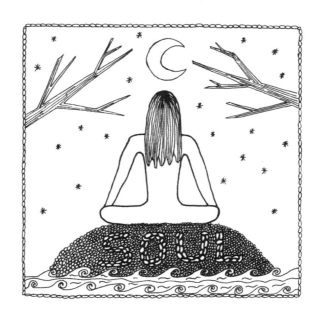

《薄伽梵歌》第二章：非永恆不變者，不會永遠存在；永恆不變者，不會成為不存在。了悟者明瞭於胸。

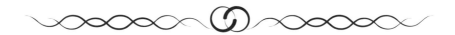

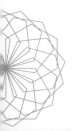

修練之後的改變

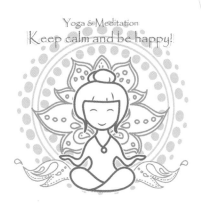

《神光瑜伽》是比較快見效的功法，一般持續一星期之後就會感受到如下改變：

一、 感到精神抖擻，容光煥發，頭腦更清醒，反應更敏捷，情緒更穩定開朗。

二、 少數人在修練初期，可能會出現輕微的耳鳴或關節酸麻感覺，這是因為經絡打通，身體重新調節之故，只要堅持多一段時間，這些輕微不適會很快消除，身體狀態會越來越好。

三、 身體對內對外變得更敏感，對內方面，容易察覺到身體的不適或異常狀態，讓你可以及早發現處理；對外方面，直覺性變強，讓你更易察覺不潔、不好的氣味、負能量的氣場及幅射性強的環境而趨吉避凶。

四、飲食習慣或會改變，比如之前喜歡較濃口味的會變得比較清淡，喜歡肉食的可能會轉向素食多一點。此外，因為吸收能力的改善，也可能讓你減少食量，如果健康狀態沒有明顯不妥的，那麼按身體自己的感覺酌量調整食物類型及食量是沒有問題的，我個人在修練一段時間之後，每天由 3～4 餐減為 2 餐，食物主要是多樣化的時令蔬果，少量魚蛋乳類，其他肉類及預製食物就會盡量少吃，這些改變不單止沒有問題，健康及精神狀態反而比以前更好。

五、排泄系統變得更通暢，修練的初期可能會發現大小便顏色變深，較濃的氣味或者有點氣泡，這是正常的，因為身體狀態改善，腸道蠕動的能力變強，就會把以前清不掉的東西排走，持續約一星期之後，就會看到明顯的改善，感覺更健康。

六、睡眠質素改善，因為身體健康的整體改善，精神狀態得到放鬆，心境變得安穩，人就更容易入睡。如果配合舌頭操、喉嚨操就會讓這部分器官變得更健康，讓睡後的呼吸更暢順。如果有睡眠窒息症或嚴重鼻鼾的，應多加練習舌頭操及喉嚨操。

七、性功能改善，不論男女，如果每天修練約 10-15 分鐘，配合肛門連結性器官的收縮／閉氣／放鬆的練習，睡

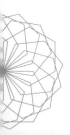

前也最好按摩生殖系統、會陰穴、鼠溪及小腹 5 ～ 10 分鐘，再配合適當的生活安排，快則一星期遲則一個月就會見到效果。

除了上述改變之外，有些人的生活習慣，對顏色、音樂、服飾的喜好也有所改變，好像發現了新的自己，總的來說都是變得更健康快樂，更喜歡自己。

建議修練者趁著這些改變的機會，重新檢視自己的人生，包括個人、家庭、工作間的平衡，以及更適當的起居飲食安排，讓自己及周邊的人活得更和諧開心、更有意義。

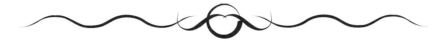

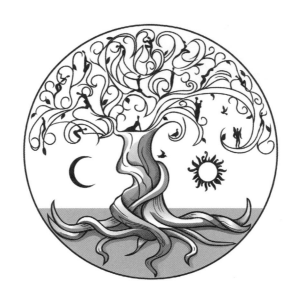

Q & A

Q：開始修練時要兼顧的事情好像比較多，首先要想像連結宇宙
能量，再跟自己的身體器官連結，同時想像吸氣時能量進入
器官，呼氣時想像細胞發光，還要觀照器官的內在情況，好
像一時兼顧不了這麼多，能否開始的時候簡單一點，然後逐
步增加，這比較容易掌握。

A：是可以的，跟宇宙能量的連結，在初開始的時候想像做一下
就可以了，修練過程最重要的，是吸氣時想像能量也一併吸
進目標器官／穴位，呼氣時想像該處的細胞發亮清走負能量

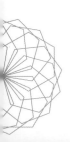

及不好的東西。同時稍爲兼顧一下吸氣時放鬆外張的雙手，呼氣時稍爲挺直雙手中指的勞宮穴，迎向目標器官發氣便可以了。期間只要久不久感覺一下不遠處有個能量大光球便是，不必過分著意。在修練一段時間之後，比較能進入狀態時，才進入下一個階段，即想像修練的器官化成一棵鮮活的植物般，不斷接受宇宙能量滋養著……。修練的進程因人而異，可以先練好上面說的關鍵部分，掌握好了一步然後才下一步，有人快些，有人慢一點完全沒有問題，主要的是修練的過程中，見否眞正能聆聽感恩自己的每一器官，跟身體的互動，跟宇宙能量的連結。

Q：修練時感受不到光怎麼辦？

A：修練初期感受不到光是很正常的，關鍵在跟身體的連結，對修練器官／穴位的關愛之情，好好感受組織的細節，聆聽他們給你的訊息，同時在自然的一吸一呼之間，用意念去撫慰這些器官／穴位，讓他們得到放鬆休息，得到宇宙能量的修護，這就已經很夠了，一段時間之後你就會有光的感覺。

Q：修練時腸胃有氣脹的感覺，甚至想放屁，正常嗎？

A：正常的，修練其實也是一種內在運動，同時在修護、排毒，所以有濁氣想排放是很正常的，在不太影響別人時自然排氣

便是，否則暫停一下去完洗手間後再繼續修練，最好在修練前先去一下洗手間。

Q：修練時要不要舌舔上顎？

A：本功不特別要求也不排斥舌舔上顎，修練者可以在掌握基本功法之後，在修練泌尿系統及生殖器官部分時，嘗試舌舔上顎，看看效果有什麼不同。

Q：修練的地點有沒有什麼要注意的？

A：主要是空氣流通，光線不太強，不容易受到干擾，讓你感覺自然放鬆的室內或室外就可以了；在戶外時就要盡量避免醫院、墳場、屠場、市場，垃圾場，變壓站、架空電纜及高架橋下等較大壓力、負能量或有異味的環境，以及人流多的地方，對於宗教場所，比如廟宇或教堂也應避免，除非你熟悉那個地方或者想跟那個地方所代表的宗教力量有某些交集。修練的最佳地點是在野外、公園林木茂盛的地方，當你去到這種地方時，讓自己靜下心來，跟著直覺自然漫步，慢慢你會找到一個感覺很舒服的能量場及方向，你在那裡進行修練，效果會特別好。

Q：什麼時間修練最好？

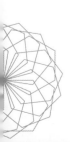

A：修練的最好時間是在日出前後約 1 小時之間，以及日落前後約 1 小時之間，因為這時的能量最強。原則上，大多數時間都可以修練的，只是下列情況就要暫停一下：過飽過餓、情緒亢奮或低落時、天氣反常如狂風暴雨或行雷閃電時，也不要在飯後馬上修練（起碼相隔半小時後才練）。

Q：修練是是張開眼睛還是閉上眼睛？

A：一般來說，閉上眼睛比較容易專注及放鬆，但按自己的感覺而行就可以了，可以有時張開有時閉上，也可以垂簾（半開半合），看環境而定。

Q：修練半途中被干擾了怎辦？

A：沒有大問題，若受到干擾要暫停的時候，深呼吸一口氣讓全身放鬆，然後張開眼睛去處理問題，處理完之後再讓自己重新進入靜心狀態繼續修煉便是，若在家修練的話，最好預先通知家人在這短時間之內不要打擾，這樣讓你一次過完成修練比較好。

Q：女士在月經周期是可以修練嗎？

A：可以正常修練的，若在修練後發覺有不正常的情況，可以減少或暫停生殖系統部分的修練，或完全暫停修練幾天。

Q：修練期間可以進行房事嗎？

A：可以的，相隔半小時就可以了，房事後修練，更可以讓生殖系統得到修護，讓功能更健康。

Q：你說行站坐臥都可以修練，站、坐、臥比較容易了解，但如何邊行邊練？可否多說明一下？

A：邊行邊練首先是要在一個受控、舒適、安全、空氣清新的環境進行，不會有汽車忽然從身邊飄過或迎面而來，或要躲避人流的地方；在一個受控放鬆的環境，以呼吸配合想像意念就可以了，雙手能配合就配合不是必須的。

A：能否用《神光瑜伽》發氣的方式替別人減輕病情或痛楚？

Q：如果對方是你熟悉的親友，患的只是一般的傷風感冒輕症，或者跌傷、割傷之類，同時清楚知道對方沒有患上癌症或其他嚴重疾病的話，你是可以用這個方式替對方發氣減輕病情、痛楚的。但是對於不熟悉的人，你最好只是把《神光瑜伽》的修練方法告訴對方，讓對方自己修練加快復原而避免為對方發氣。過去曾經有氣功師傅以發氣來治療癌症病人，最後病人康復了，氣功師自己卻染上末期癌症。一點必須緊記，對於任何疾病的治療，《神光瑜伽》只能作為輔助性的，任何人患病首先是要透過正統的醫學治療。

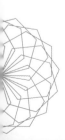

後語

　　每一個人都是一個小宇宙，每個人都必然是以自己為中心，透過各自的眼耳口鼻身意跟外在世界互動。故此，每個人都需要真正了解自己，聆聽自己，知道自己真正所需，才能善待自己，愛好自己。有這樣的基礎，才能以善待自己的方式跟外在世界、其他人互動，才可能有一個和諧的人與人的、人與世界的關係。

　　可是今時今日因為人類社會發展失衡，科技獨大，反過來讓人物化、功利化，人與人之間越來越冷漠，寧願整天對著電腦手機也不願意花時間跟真實的人溝通，不單止不懂得聆聽自己，也不懂得聆聽別人，這就是人與人之間越來越隔膜，社會上越來越多誤解紛爭的根本原因。

　　《神光瑜伽》的要旨是重新找回真正的自己，珍愛自己，加強對自己身體的認知，對每一部位每一個器官發出的信息都能細心聆聽及即時回應、修護。這種對自己身體的體貼會讓你的身心靈重新連結，不再互相抗拒，讓你找回原本應有的和諧喜悅。再進一步，你對自己的體貼領悟會讓你進而去體貼其他的人，體貼世上萬物，以至體貼天地宇宙，最終達致瑜伽修煉者的最高境界：梵我一如。

《神光瑜伽》修煉者在掌握基本修練心法之後，可以把這個關鍵在體貼、聆聽、連結的修練心法，融合到其他形式的運動、活動，以至生活的每個層面，即是說每個生活層面也可以是你的修練之所，包括工作、社交、玩樂、戀愛生活……言有盡而意無窮，祝願大家早日達至身心靈合一、梵我一如之境。

　　最後提一下，所有的修練都一樣，關鍵是行、是練，理論反而是其次，任何理論都是二手經驗，只有持之以恆，熟能生巧，假以時日，你自然悟出其中妙趣，甚至發展出一套屬於你個人的修練功法，感恩！

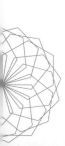

感恩

　　首先要感恩我父親敬榮（安裕）及母親倪佩華。他們見證了抗日戰爭及內戰的動盪歲月，大半生胼手胝足，希望他們的兒孫可以過著安穩的生活，而不再像他們那代人般流離顛沛。我感恩他們給予我的人生功課，讓我解開了不少生命的謎團，祝禱他們的願望早日成眞。

　　我要感恩上天賜我兩個這麼美好的兒子，在明、朗山。若不是他倆的啟示，我就不可能突破自己的局限，無法眞正體會人世間的美好。孩子，謝謝你們，祝願你們可以過好自己眞正想要的人生，平安喜樂每一天，我愛你們。

　　最後要感恩白象文化事業有限公司同人，若不是他們不厭其煩的指導及細心幫忙，這本書是不可能在短期之內順利完成的。

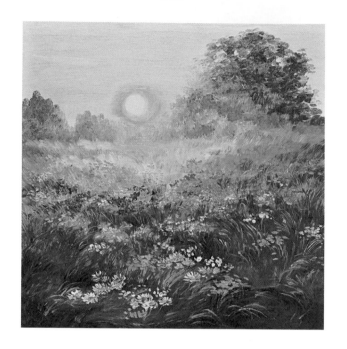

　　孔子曰：「仁遠乎哉？我欲仁，斯仁至矣。」

　　人的其他品性也一樣，包括慈悲喜樂之心，都是存乎一念之間。

　　祝願每一位珍愛當下遇見的人與事。

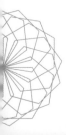

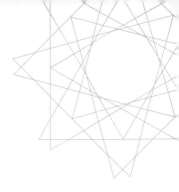

國家圖書館出版品預行編目資料

神光瑜伽／敬海林著. --初版.--臺中市：白象文
化事業有限公司，2021.7
　　面；　公分
ISBN 978-986-5488-74-1（平裝）
1.瑜伽
411.15　　　　　　　　　　　110008324

神光瑜伽

作　　　者　敬海林
作者電郵　taiwanhk88@gmail.com
校　　　對　敬海林
圖片來源　購自Depositphotos
專案主編　陳逸儒
出版編印　林榮威、陳逸儒、黃麗穎
設計創意　張禮南、何佳諠
經銷推廣　李莉吟、莊博亞、劉育姍、李如玉
經紀企劃　張輝潭、徐錦淳、洪怡欣、黃姿虹
營運管理　林金郎、曾千熏
發 行 人　張輝潭
出版發行　白象文化事業有限公司
　　　　　412台中市大里區科技路1號8樓之2（台中軟體園區）
　　　　　出版專線：（04）2496-5995　　傳真：（04）2496-9901
　　　　　401台中市東區和平街228巷44號（經銷部）
　　　　　購書專線：（04）2220-8589　　傳真：（04）2220-8505
印　　　刷　基盛印刷工場
初版一刷　2021年7月
定　　　價　新台幣250元、港幣90元、美金15元

白象文化　印書小舖　PRESSSTORE　出版 · 經銷 · 宣傳 · 設計
www.ElephantWhite.com.tw　f 自費出版的領導者　購書 白象文化生活館